LIBRO DE C

ESENCIAL

DE PAN KETO

Recetas De Pan Casero Sin Gluten Fáciles
Y Rápidas Para Cada Comida.
La Guía Esencial De Productos De
Panadería Cetogénica Baja En
Carbohidratos Para Satisfacer Cualquier
Antojo

Patricia Hernandez

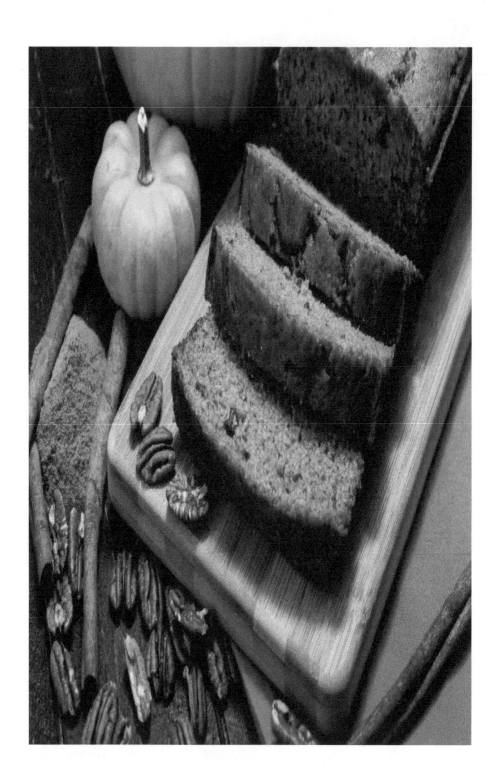

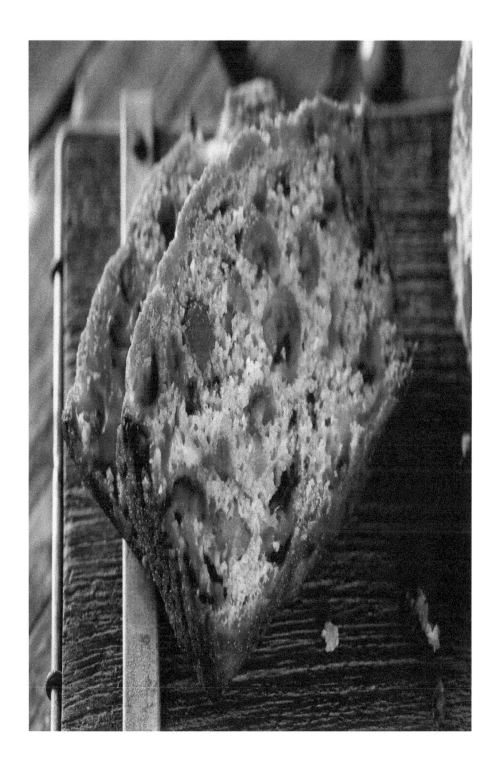

Tabla de Contenidos

Introducción

En comparación con el pan normal, el pan keto es perfecto si desea un pan con prácticamente cero carbohidratos, cero azúcares, además de cero glútenes. Además, es perfecto si está a dieta, por lo que todavía puede tener más energía y no se sentirá tan hambriento como antes. El problema es cuando no se tiene idea de cómo hacer pan keto y quizás también porque se cree que hacer pan es realmente demasiado complicado.

Antes de pasar a las recetas, vamos a discutir primero lo que el pan keto es en realidad. El pan keto es el pan que se hace para alimentar su cuerpo en una dieta cetogénica. Para llevar a cabo esta dieta, es necesario readaptar la forma de digerir y absorber los nutrientes esenciales de los alimentos para poder mantenerse con energía y evitar la sensación de somnolencia y letargo.

Sin embargo, a pesar de lo que dicen algunos gurús de las dietas, no puedes comer cualquier pan y esperar conseguir los efectos deseados. Necesitas encontrar recetas de pan que permitan a tu cuerpo digerir y absorber los nutrientes y antioxidantes importantes de los alimentos. Y las recetas de pan keto son la manera de hacerlo.

La receta de pan cetogénico (también conocido como pan bajo en Carbohidratos:), es muy útil cuando se está tan harto de comer las mismas comidas una y otra vez para perder peso que se empieza a contemplar cómo debe ser la vida de una vaca.

La parte más emocionante del pan cetogénico es que es muy fácil de hacer y sin complicaciones. Todo lo que hay que hacer es mezclar los ingredientes y volcarlos en un sartén sobre una estufa precalentada. No es necesario pensar en las recetas. El pan es el único desayuno que necesitamos después de un día de trabajo o de un trote por el parque para ponernos de humor para un día de esfuerzo.

Las recetas de pan Keto tienen la ventaja adicional de hacer que su mañana sea más rápida y fácil. No necesitas un bol o plato para comer el pan, ni el tenedor para cortarlo en trozos. Sólo debe untar su mantequilla dietética favorita sobre el pan y consumirlo mientras está caliente.

Así que, si ahora está deseando probar el pan cetogénico, pero no tiene tiempo para buscar la receta para sus problemas de pérdida de peso, por favor, pruebe la receta de abajo. Porque el pan es el impulso de sus comidas, y ese impulso necesita estar en perfectas condiciones para poder lograr una salud y un peso óptimos. Es una de las más fáciles y también de las más sencillas. Empecemos a hornear...

Capítulo 1. Cocción Keto

Los productos de panadería keto son una gran herramienta para ayudarle a mantenerse en el camino y permanecer en un estado de cetosis. El pan no tiene por qué estar fuera de los límites de la dieta keto; y una vez que haya aprendido los trucos de la panadería keto, se abrirá a una variedad de panes que realmente le sorprenderán por lo cerca que están en sabor y textura de los artículos de pan "normales". Hemos comprobado que cualquier cosa que desee en sus días previos a la dieta cetogénica, puede ser recreada en una versión baja en carbohidratos y alta en grasas. Piense en la panificación keto como una forma de alimentarse con fuentes de energía saludables sin elevar los niveles de azúcar en la sangre, a la vez que se satisfacen antojos y se disfruta de los alimentos familiares que uno adora. El pan keto es un beneficio para todos.

Las etapas de la cocción del pan existen cuando te preparas para hornear y llevas a cabo todo el proceso de cocción del pan:

Mezclar los ingredientes crudos: En el caso del pan, la mayoría de los ingredientes crudos consisten principalmente en agua, levadura, sal y harina. Entonces, sólo hay que combinarlos en la masa.

Tamizar la harina según sea necesario: Si sigue el ejemplo de la tradición de la abuela y tamiza la harina, se aireará y eliminará los grumos de la harina sin tamizar. La harina tamizada es mucho más ligera y está enriquecida con oxígeno, por lo que es más fácil de mezclar con otros ingredientes al preparar la masa. Una vez tamizada la harina, es más probable que tenga una medida exacta. Siempre que sea posible, tamice la harina.

Pruebe y dé forma al pan: La fase de fermentación de la panificación es cuando la levadura se come el azúcar de la harina. El resultado es que la levadura expulsa gas y alcohol. Como resultado, el pan subirá y tendrá un sabor dulce natural.

Horneado del pan: La cocción se considera la etapa en la que se aplica el horno caliente a su obra maestra. Así obtendrá un sabroso y delicioso manjar. La fase final es la más fácil, sólo hay que disfrutar del pan.

Cuánto amasar el pan

Saber cuánto hay que amasar el pan es tan esencial como las medidas correctas de los elementos utilizados en la receta. Hay que entender las formas, para saber cuándo es el momento de hornear. Éstas son sólo algunas de las claves para obtener un producto excelente en todo momento:

La masa mantiene su forma: Una vez que el amasado es exitoso, se puede mantener el pan en el aire, y mantendrá su forma. La forma de bola significa que el gluten es "fuerte" y firme.

La masa es suave: Empezará a notar que se está formando una masa grumosa a medida que amasa. La mezcla debe ser ligeramente pegajosa al tocarla.

Realice la prueba del cristal: Extraiga una porción de masa (del tamaño de una pelota de tenis). Estire la masa hasta dejarla fina. Si se mantiene unida, está lista para hornear. El "verdadero" objetivo de amasar la masa es fortalecer el gluten (las Proteínas fibrosas: bandas que dan textura al pan). Como regla general, debería tardar de ocho a diez minutos utilizando una batidora o de diez a doce minutos si se trabaja la masa a mano.

Realice la prueba del pinchazo: Pinche la masa. Si el agujero se llena rápidamente, está listo.

Cómo saber si el pan está listo

Mida visualmente sus dones: Con la experiencia, aprenderá cómo cambia el aspecto del pan durante el ciclo de cocción. Debe tener un color dorado y estar firme. No se preocupe por las manchas más oscuras aquí y allá; es normal para el pan casero.

Golpee suavemente el fondo del molde: Este es un proceso sencillo. Se introduce el molde en el horno y se coloca boca abajo sobre la mesa de trabajo. Golpee el fondo - debe sonar hueco cuando el pan esté listo. Hacia el final del ciclo de horneado, puede probar este método cada 5 minutos.

Comprobación de la temperatura interna: Coloque suavemente el termómetro en el centro de la barra de pan. La mayoría del pan se hornea a 190º Fahrenheit. Una vez que se añaden los huevos, la mantequilla o la leche, la temperatura media es de 200º Fahrenheit.

Capítulo 2. Recetas de Pan Keto

1. Pan De Queso

Tiempo de preparación: 10 minutos

Tiempo de cocción: 35 minutos

Raciones: 12

Ingredientes:

- 2 huevos
- 2 tazas de harina todo uso
- ½ taza de mantequilla derretida
- 1 taza de suero de leche
- ½ cucharadita bicarbonato de sodio
- ½ cucharadita levadura en polvo
- 1 cucharadita azúcar
- 1 taza de queso cheddar rallado
- ½ cucharadita sal

Indicaciones:

1. Caliente su horno para 350 F (176 °C). Combine la harina, el azúcar, la levadura en polvo, el bicarbonato de sodio, la pimienta, el queso y la sal en su bol grande para mezclar.
2. Revuelva los huevos con el suero de leche, más la mantequilla en otro recipiente. Ponga el batido de huevos al batido de harina y mézclelo bien.
3. Transferir la masa a un molde para pan de 9*5 pulgadas engrasado y hornear durante 35-40 minutos. Deje que se enfríe en 15 minutos. Cortar y servir.

Valor nutricional:

- Calorías: 202
- Carbohidratos: 17.6g
- Grasas: 11.9g
- Proteínas: 6.2g

2. Pan De Fresa

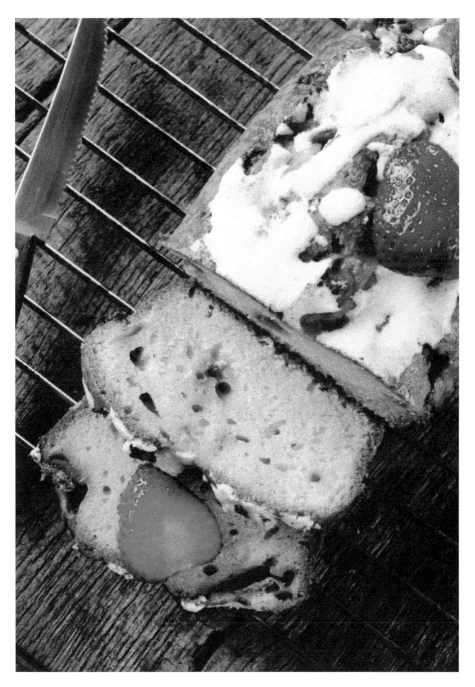

Tiempo de preparación: 15 minutos

Tiempo de cocción: 60 minutos

Raciones: 12

Ingredientes:

- 2 huevos
- 2 tazas de harina todo uso
- 1 cucharadita de vainilla
- ½ taza de aceite vegetal
- 1 cucharadita de bicarbonato de sodio
- ½ cucharadita de canela
- ½ taza de azúcar morena
- ½ taza de azúcar blanca
- 2 ¼ tazas de fresas frescas picadas
- ½ cucharadita de sal

Indicaciones:

1. Caliente el horno a 350 F (176 °C). Engrase su bandeja para pan de 9 por 5 pulgadas y póngala a un lado. Combine la harina, la canela, el bicarbonato de sodio, la azúcar blanca, la azúcar morena y la sal en un recipiente.
2. Mezcle los huevos, la vainilla, más el aceite en un bol aparte. Incorpore las fresas. Ponga la masa de harina a la masa de huevo y revuelva hasta que esté bien combinada.
3. Ponga la masa en su bandeja de pan y hornéela durante 50-60 minutos. Deje que se enfríe durante unos 10-15 minutos. Cortar y servir.

Valor nutricional:

- Calorías: 364
- Carbohidratos: 40.1g
- Grasas: 21.g
- Proteínas: 4.2g

3. Pastel De Zanahoria Y Piña Sin Grasa

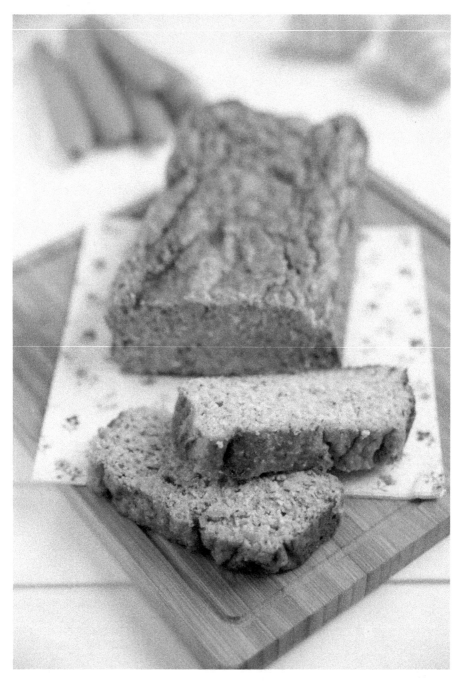

Tiempo de preparación: 20 minutos

Tiempo de cocción: 1 hora y 30 minutos

Raciones: 1 pan

Ingredientes:

- 2 ½ tazas de harina todo uso
- ¾ taza de azúcar
- ½ taza piña triturada
- ½ taza zanahoria rallada
- ½ taza de pasas
- 2 cucharaditas de levadura
- ½ cucharadita de canela molida
- ½ cucharadita de sal
- ¼ cucharadita de pimienta de Jamaica
- ¼ cucharadita de nuez moscada
- ½ taza salsa de manzana
- 1 cucharada de molasas

Indicaciones:

1. Ponga primero los ingredientes húmedos en el molde para pan antes de los ingredientes secos. Presione el modo "Rápido" o "Pastel" de su máquina panificadora.
2. Deje que la máquina complete todos los ciclos. Saque el molde de la máquina, pero espere otros 10 minutos antes de transferir el pan a una rejilla. Enfríe el pan antes de cortarlo.

Valor nutricional:

- Calorías: 70
- Carbohidratos: 16g
- Grasas: 0g
- Proteínas: 1g

4. Pan De Los Tesoros Del Otoño

Tiempo de preparación: 10 minutos

Tiempo de cocción: 1 hora y 30 minutos

Raciones: 1 pan

Ingredientes:

- 1 taza de harina todo uso
- ½ taza de fruta seca picada
- ¼ taza de pacanas picadas
- ¼ taza de azúcar
- 2 cucharadas de levadura en polvo
- 1 cucharadita de sal
- ¼ cucharadita de bicarbonato de sodio
- ½ cucharadita de nuez moscada molida
- 1 taza de zumo de manzana
- ¼ taza de aceite vegetal
- 3 cucharadas de aquafaba
- 1 cucharadita de extracto de vainilla

Indicaciones:

1. Añada primero todos los ingredientes húmedos en el molde para pan antes de los ingredientes secos.
2. Encienda la máquina para hacer pan con el ajuste "Rápido" o "Pastel". Espere a que terminen todos los ciclos.
3. Etirar y dejar reposar durante 10 minutos.
4. Cortar el pan sólo cuando se haya enfriado completamente.

Valor nutricional:

- Calorías: 80
- Carbohidratos: 12g
- Grasas: 3g
- Proteínas: 1g

5. Pan Keto Al Horno

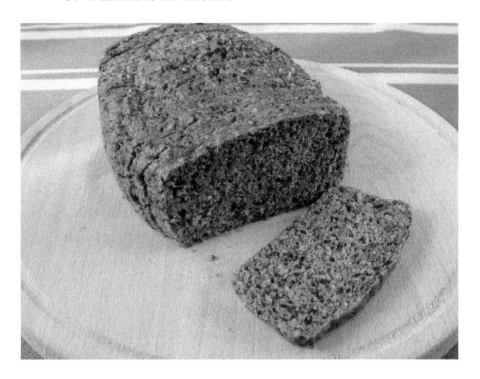

Tiempo de preparación: 20 minutos

Tiempo de cocción: 30 minutos

Raciones: 16

Ingredientes:

- 2 tazas de harina de almendra
- 7 huevos enteros
- 4 ½ oz (≈ 56 g). de mantequilla derretida
- 2 cucharada de agua tibia
- 2 cucharadita de levadura seca
- 1 cucharadita de inulina

- 1 pizca de sal
- 1 cucharadita de goma xantana
- 1 cucharadita de levadura en polvo
- 1 cucharada de cáscara de psilio en polvo

Indicaciones:

1. Caliente el horno a 340 F (171 °C) En un bol, mezcle la harina de almendra, la sal, el psyllium, la levadura en polvo y la goma xantana. Haz un agujero en el centro de la mezcla.

2. Añade la levadura y la inulina en el centro con el agua tibia. Revuelva la inulina y la levadura con el agua tibia en el centro y deje que la levadura se active, aproximadamente en 10 minutos. Mezcle con los huevos más la mantequilla derretida.

3. Ponga la masa en su molde para pan. Deje que la masa se endurezca en un lugar cálido cubierta durante 20 minutos con un paño de cocina. Hornee entre 30 y 40 minutos. Enfríe, corte en rodajas y sirva.

Valor nutricional:

- Calorías: 140
- Grasas: 13g
- Carbohidratos: 3g
- Proteínas: 3g

6. Pan Nuboso De Queso Keto

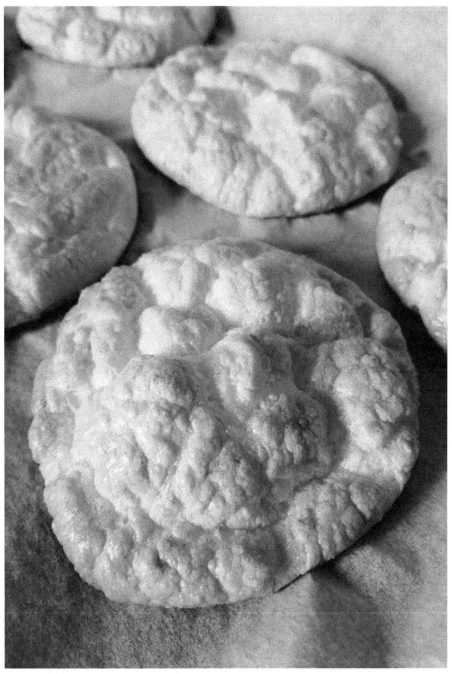

Tiempo de preparación: 10 minutos

Tiempo de cocción: 30 minutos

Raciones: 12

Ingredientes:

Para el relleno de queso crema:

- 1 yema de huevo
- ½ cucharadita de gotas de vainilla de stevia para el relleno
- 8 oz (≈ 226 g) de queso crema suavizado

Masa a base de huevo:

- ½ cucharadita de crema tártara
- 1 cucharada de harina de coco
- ¼ taza de suero de leche sin sabor
- 3 oz (≈ 85 g) de queso crema suavizado
- ¼ cucharadita de gotas de vainilla stevia para la masa
- 4 huevos separados

Indicaciones:

1. Caliente el horno a 325° F (162° C). Prepare una bandeja para hornear forrada con papel absorbente. Mezcle las 8 onzas de queso crema, la stevia y la yema de huevo en el bol. Transfiera a la manga pastelera.
2. Divida las yemas de huevo y las claras en otro bol. Añada 3 oz. de queso crema, las yemas, la stevia, el suero de leche y la harina de coco. Mezclar hasta que esté suave.
3. Batir las claras de huevo más la crema tártara a punto de nieve. Incorporar la mezcla de yemas y queso crema a las claras batidas.

4. Poner la masa en cada bandeja de horno, 6 montículos en cada una. Presione cada montículo para aplanarlo un poco. Ponga el relleno de queso crema en el centro de cada uno de los montículos de masa. Hornear durante 30 minutos a 325° F (162° C). Servir.

Valor nutricional:

- Calorías: 120
- Grasas: 10.7g
- Carbohidratos: 1.1g
- Proteínas: 5.4g

7. Pizzas Itsy Bitsy

Tiempo de preparación: 5 minutos

Tiempo de cocción: 3-5 minutos

Raciones: 3

Ingredientes:

- 5 huevos enteros y 3 claras de huevo
- ½ cucharadita de levadura en polvo
- ¼ taza de harina de coco tamizada, con más para espolvorear
- Sal, pimienta, especias italianas spices (según sea necesario)

Para la salsa:

- 2 dientes de ajo picado
- ½ taza de salsa de tomate ecológica
- 1 cucharadita de albahaca seca
- ¼ cucharadita de sal marina rosa

Indicaciones:

1. Batir los huevos y las claras de huevo hasta que estén opacos en un bol. Batir la harina de coco hasta que se eliminen todos los grumos y luego añadir el resto de los ingredientes y seguir batiendo hasta que se combinen bien.

2. Engrasar ligeramente un pequeño sartén y ponerlo a fuego medio-bajo. Verter parte de la masa de manera uniforme una vez que el sartén esté caliente. Tapar y dejar que se cocine entre 3 y 5 minutos. Dar la vuelta al otro lado y cocinar durante 2 minutos.

3. Pasar a una bandeja y repetir la operación con el resto de la masa. Una vez que las cortezas se hayan enfriado, utilice un tenedor para

hacer agujeros en las cortezas. Espolvorear con harina de coco y luego reserve.

4. Para la salsa, mezclar todos los ingredientes y dejar reposar durante 30 minutos para que espese.

5. Unte las bases de las pizzas con la salsa y cubra con sus ingredientes favoritos e introduzca en el horno durante unos 3-5 minutos o hasta que estén hechas a su gusto.

Valor nutricional:

- Calorías: 125
- Grasas: 1 g
- Carbohidratos: 6
- Proteínas: 8g

8. Pan De Plátano

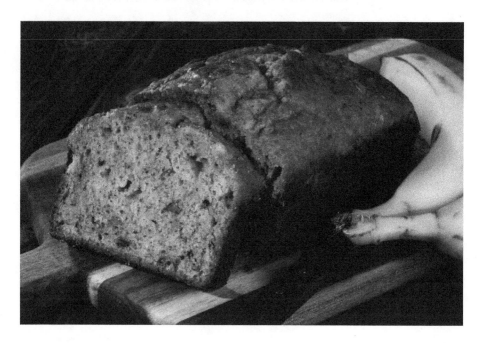

Tiempo de preparación: 12 minutos

Tiempo de cocción: 15 minutos

Raciones: 12

Ingredientes:

- 2 taza de harina de almendra
- ¼ taza de harina de coco
- ½ taza de nueces picadas
- ¼ cucharadita de sal marina
- 2 cucharadita de levadura en polvo
- ½ taza de edulcorante de eritritol
- 2 cucharadita de canela

- 2 cucharadita de extracto de plátano, sin edulzar
- 6 cucharada de mantequilla sin escaldar, ablandada
- 4 huevosde gallina
- ¼ taza de leche de almendras, entera, sin endulzar

Indicaciones:

1. Caliente su horno a 350° F (176° C). Mezcle las harinas, la levadura en polvo, la sal y la canela en su bol.

2. Coloque la mantequilla en otro recipiente, agregue el edulcorante, revuelva hasta que esté esponjoso y luego revuelva los huevos, el extracto de plátano y la leche hasta que se combinen.

3. Revuelva lentamente la masa de harina, incorpore las nueces y transfiera la masa a un molde para pan de 9 por 5 pulgadas, forrado con papel absorbente.

4. Hornear el pan durante 1 hora hasta que el pan se haya cocinado y que al insertar un palillo éste salga limpio. Deje que el pan se enfríe completamente en el molde, luego sáquelo, córtelo en 12 trozos y sírvalo.

Valor nutricional:

- Calorías: 229
- Carbohidratos: 35g
- Grasas: 9g
- Proteínas: 4g

9. Pan De Calabaza

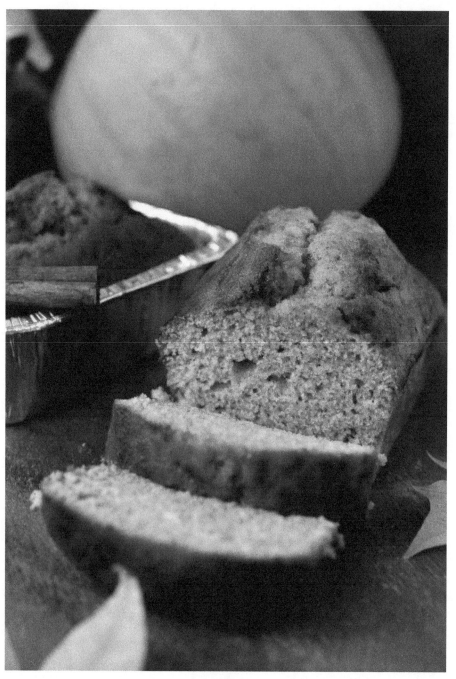

Tiempo de preparación: 20 minutos

Tiempo de cocción: 60 minutos

Raciones: 12

Ingredientes:

- ½ taza de harina de coco
- 2 taza de harina de almendras peladas
- ¼ cucharadita de sal marina
- 2 cucharadita especias para pastel de calabaza
- ¼ taza de semillas de calabaza
- ¾ taza de calabaza triturada/pura
- 2 cucharadita de levadura en polvo
- ¾ taza de edulcorante de eritritol
- 1/3 taza aceite de aguacate
- 4 huevos batidos

Indicaciones:

1. Caliente su horno a 350° F (176° C). Mientras tanto, coloque las harinas en un bol, añada el edulcorante, la sal, la levadura en polvo y la especia de calabaza, y luego revuelva la mantequilla, los huevos y el puré de calabaza hasta que se incorporen y quede una mezcla suave.

2. Tome un recipiente para pan de 9 por 5 pulgadas, vierta la masa, aplane la masa de la parte superior, espolvoree las semillas de calabaza en la parte superior. Hornee durante 1 hora, luego déjelo enfriar, córtelo en rebanadas y sírvalo.

Valor nutricional:

- Calorías: 140
- Carbohidratos: 39g
- Grasas: 5g
- Proteínas: 3g

10. Pan De Mantequilla Con Canela

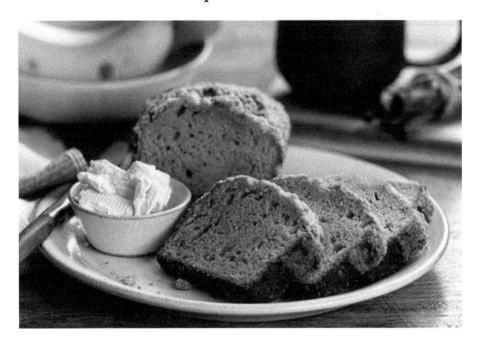

Tiempo de preparación: 5 minutos

Tiempo de cocción: 40 minutos

Raciones: 1 pan

Ingredientes:

- 2 ½ tazas de harina de almendra blanqueada
- ¼ taza de nueces picadas
- 4 cucharada de cáscara de psilio
- ½ cucharadita de sal
- 1 cucharada y 2 cucharaditas de canela
- 1 cucharadita de levadura en polvo
- ½ taza de edulcorante de eritritol

- ¼ taza de aceite de aguacate
- ½ taza de agua caliente
- 4 huevos de gallina

Indicaciones:

1. Caliente el horno a 375° F (190° C). Mientras tanto, coloque la harina en un bol, añada la cáscara, la sal, el edulcorante, la levadura en polvo y 1 cucharada de canela hasta que se mezclen.
2. Luego revuelva el agua caliente, los huevos y el aceite hasta que se combinen, tome un molde de 8 pulgadas, engráselo con aceite y vierta la mitad de la masa.
3. Espolvoree con el resto de la canela, vierta el resto de la masa, luego cree patrones en la masa girando con un cuchillo y cubra con nueces.
4. Hornee el pan durante 40 minutos o hasta que el pan se haya cocido y que, al insertar una brocheta en el molde salga limpia. Deje que se enfríe, córtelo en rebanadas y sírvalo.

Valor nutricional:

- Calorías: 240
- Carbohidratos: 31g
- Grasas: 12g
- Proteínas: 3g

11. Pan De Nueces De Macadamia

Tiempo de preparación: 10 minutos

Tiempo de cocción: 40 minutos

Raciones: 10

Ingredientes:

- ¼ taza de harina de coco
- ½ cucharadita de bicarbonato de sodio
- 5 oz (≈ 141 g) de nueces de macadamia
- 5 huevos de gallina
- ½ cucharadita de vinagre de sidra de manzana

Indicaciones:

1. Caliente su horno a 350° F (176° C). Mientras tanto, agregue las nueces en un procesador de alimentos, mezcle hasta que llegue la mantequilla de nueces y luego mezcle con los huevos.
2. Mezcle la harina, el vinagre y el bicarbonato de sodio hasta que se incorporen y luego transfiera la masa al molde forrado con papel absorbente.
3. Hornee de 30 a 40 minutos o hasta que el pan se haya cocido y que al insertar una brocheta en el pan ésta salga limpia. Deje que se enfríe en el molde, córtelo en rebanadas y sírvalo.

Valor nutricional:

- Calorías: 220
- Carbohidratos: 30g
- Grasas: 10g
- Proteínas: 3g

12. Pan De Nueces Y Semillas

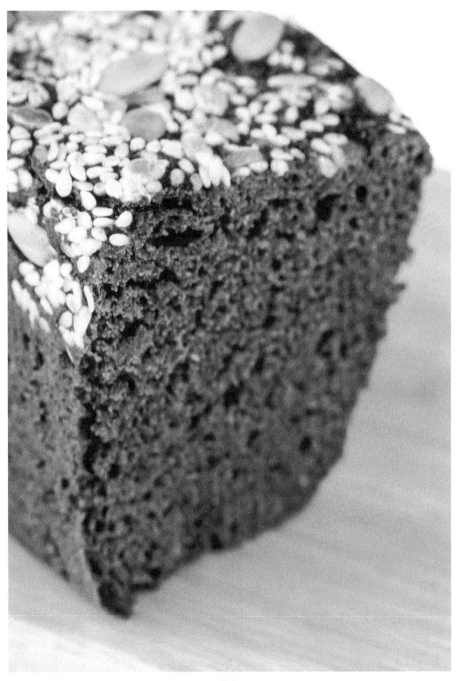

Tiempo de preparación: 10 minutos

Tiempo de cocción: 45 minutos

Raciones: 6

Ingredientes:

- ½ taza de semillas de lino
- ½ taza de semillas de sésamo
- ½ taza de pistachos
- ½ taza de almendras
- ½ taza de anacardos
- ½ taza de nueces
- 1/3 cucharadita de sal
- ¼ taza de aceite de aguacate
- 3 huevos de gallina

Indicaciones:

1. Caliente el horno a 325° F (162° C). Ponga todos los ingredientes en un bol y mézclelos bien.
2. Ponga la masa en un recipiente engrasado con aceite y hornee el pan durante 45 minutos o hasta que esté cocido. Déjelo enfriar durante 10 minutos, luego córtelo y sírvalo.

Valor nutricional:

- Calorías: 93
- Grasas: 2g
- Carbohidratos: 14g
- Proteínas: 2g

13. Pan De Ricotta Con Chispas De Chocolate

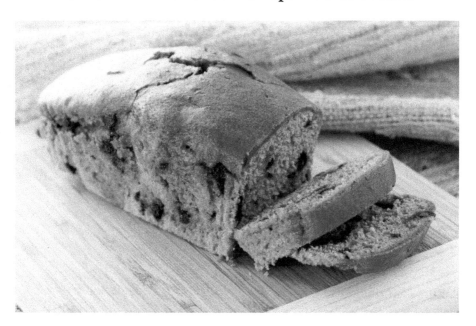

Tiempo de preparación: 10 minutos

Tiempo de cocción: 40-50 minutos

Raciones: 18

Ingredientes:

- 1 ½ tazas de harina de almendra blanqueada
- 4 plátanos medianos, triturados
- 2 cucharaditas de levadura en polvo
- 1 taza de queso ricotta completo
- 1 taza de chispas de chocolate, sin azúcar
- 2 huevos de gallina
- 2 cucharaditas extracto de vainilla, sin endulzar

Indicaciones:

1. Caliente el horno a 350° F (176° C). Mientras tanto, coloque los plátanos triturados en un bol, revuelva la vainilla, los huevos y el queso hasta que se combinen y luego revuelva la harina, la sal y la levadura en polvo hasta que se incorporen.

2. Incorpore las chispas de chocolate, vierta la mezcla en un molde de 9 por 5 pulgadas, forrado con papel absorbente y hornee el pan de 40 a 50 minutos. Deje que se enfríe, corte en 18 rebanadas y sirva.

Valor nutricional:

- Calorías: 248
- Carbohidratos: 27g
- Grasas: 12g
- Proteínas: 7g

14. Pan De Arándanos Y Naranja

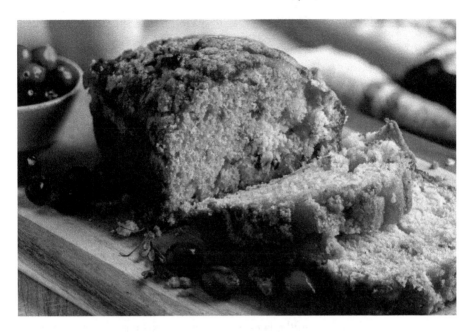

Tiempo de preparación: 10 minutos

Tiempo de cocción: 50-55 minutos

Raciones: 12

Ingredientes:

- 1 taza de arándanos frescos picados
- ½ taza de harina de coco
- 1 ½ cucharadita de levadura en polvo
- 3 cucharada de polvo de fruta monje
- ¼ cucharadita de sal
- ½ taza de mantequilla sin sal derretida
- 1 cucharadita extracto de vainilla sin endulzar

- 2/3 taza de edulcorante de eritritol
- 1 ½ cucharadita de extracto de naranja, sin endulzar
- 5 huevos de gallina
- 1 yema huevo de gallina
- 2 cucharadas crema agria

Para el glaseado:

- 2 cucharada de polvo de fruta monje
- ½ cucharada de mantequilla sin sal, derretida
- 1 cucharadita de nata líquida para montar, con grasa, entera

Indicaciones:

1. Caliente el horno a 350° F (176° C). Mientras tanto, agregue los huevos y las yemas de huevo en un bol y revuelva el eritritol, la vainilla, la mantequilla, la crema agria y el extracto de naranja hasta que se combinen y luego revuelva la harina, la sal y la levadura en polvo hasta que se incorporen.

2. Revuelva los arándanos y las 3 cucharadas de polvo de fruta monje hasta que estén cubiertos, luego incorpore a la masa preparada y vierta en un molde forrado con papel absorbente. Hornee entre 50 y 55 minutos.

3. Mientras tanto, prepare el glaseado y para ello, revuelva la mantequilla, el edulcorante de fruta monje y la nata hasta que la mezcla alcance la consistencia de un glaseado espeso, reserve hasta que lo necesite.

4. Cuando el pan esté cocido, cúbralo con el glaseado preparado, deje que el pan se enfríe durante 15 minutos, luego córtelo en 12 rebanadas y sírvalo.

- **Valor nutricional:**
- Calorías: 193
- Carbohidratos: 36g
- Grasas: 4g
- Proteínas: 3g

15. Mini Pan De Maíz Con Jalapeños

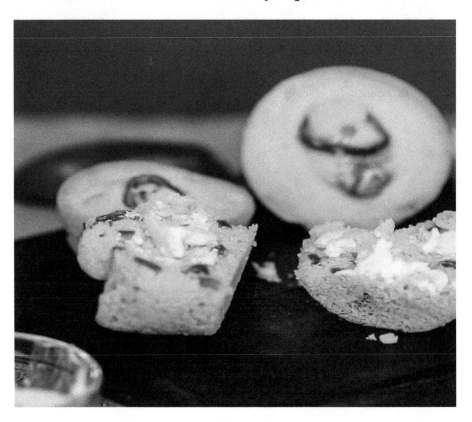

Tiempo de preparación: 10 minutos

Tiempo de cocción: 20-22 minutos

Raciones: 5

Ingredientes:

Ingredientes Secos:

- 1 ½ tazas de harina de almendras
- ½ taza de linaza brillante

- 2 cucharaditas de levadura en polvo
- 1 cucharadita de sal

Ingredientes Húmedos:

- ½ taza de nata líquida
- 4 cucharadas de crema de leche suavizada
- 4 huevos grandes
- 10 gotas de stevia fluida
- 1 cucharadita de maíz dulce Amoretti
- ½ taza de queso cheddar picado
- 2 jalapeños recién cosechados, sin semillas ni hojas

Indicaciones:

1. Precaliente la estufa a 375° F (190° C). Prepare un plato de porciones más pequeñas de lo esperado (8 porciones) salpicándolo con ducha de cocina o lubricándolo con margarina para evitar que se pegue.
2. En un bol grande batir todos los ingredientes secos, incluyendo la harina de almendras, la linaza brillante, la sal y la levadura en polvo.
3. En otro bol mediano, batir los ingredientes húmedos. Mezclar los ingredientes secos y húmedos y superponer el pimiento picado y el queso cheddar molido en la batidora.
4. Colocar el batido de forma equitativa en el recipiente de las porciones preparadas. Cubrir cada porción con un anillo de pimiento para decorar.
5. Hornee durante 20-22 minutos o hasta que las porciones empiecen a adquirir un color más oscuro. Enfriar las porciones en la búsqueda de dorar por 5 minutos y después retirar a una rejilla para envolver.

Valor nutricional:
- Calorías: 140
- Carbohidratos: 22g
- Grasas: 5g
- Proteínas: 3g

16. Pan De Ajo

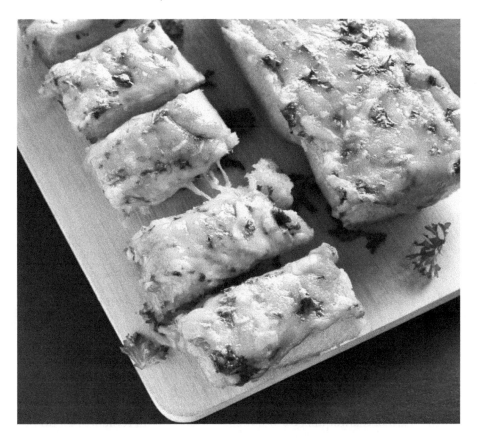

Tiempo de preparación: 15 minutos

Tiempo de cocción: 60 minutos

Raciones: 16 panes

Ingredientes:

- 5 cucharada cáscara molida de psilio
- 1 ¼ tazas de harina de almendra
- 2 cucharadita de levadura en polvo

- 1 cucharadita de sal marina
- 3 huevos blancos
- 2 cucharadita de vinagre de sidra
- 1 taza agua caliente

Mantequilla de ajo:

- 4 oz (≈ 113 g) de mantequilla
- 2 cucharada de ajo picado
- 1 diente de ajo picado

Indicaciones:

1. Caliente el horno a 350° F (176° C). Mezcle todos los ingredientes secos en un bol.
2. Llene un bol con 1 taza de agua caliente. Revuelva las claras de huevo más el vinagre con una batidora de mano en 30 segundos.
3. Para su masa para bollos. Prepare una bandeja de horno con papel de aluminio y coloque la masa en ella. Hornee durante 45 minutos en la rejilla inferior.
4. Para la mantequilla de ajo, mezcla todos los ingredientes en un bol y luego fríalos
5. Deje que los bollos se enfríen. Corte en rodajas y unte la mantequilla en cada mitad. Hornee durante 15 minutos a 425° F (218° C). Sirva.

Valor nutricional:

- Calorías: 170
- Carbohidratos: 21g
- Grasas: 9g
- Proteínas: 4g

17. Panes De Hamburguesa Keto

Tiempo de preparación: 10 minutos

Tiempo de cocción: 15 minutos

Raciones: 5 panes

Ingredientes:

- 2 oz (≈ 56 g) de queso crema
- 1 ¼ taza de harina de almendra
- 1 cucharada de levadura en polvo
- 1 ½ taza de queso mozzarella rallado
- 1 huevo grande
- 2 cucharada de fibra de avena 500/ proteína en polvo

Indicaciones:

1. Caliente en el microondas el queso crema más el queso mozzarella por 1 minuto. Mezcle y vuelva a calentar en el microondas en menos de 40 segundos.
2. Mezcle el queso y el huevo en su procesador de alimentos. Poner los ingredientes secos y procesar hasta que se forme una masa. Deje que se enfríe.
3. Mezcle el queso y el huevo en su procesador de alimentos. Poner los ingredientes secos y procesar hasta que se forme una masa. Deje que se enfríe.
4. Divida la masa en 5 partes iguales. Engrase sus manos y forme una bola con los 5 trozos de masa. Póngala en su bandeja de hornear, aplanándola para darle forma.
5. Ponga 5-6 cubos de hielo en su bandeja y luego hornee por 15 minutos. Sirva.

Valor nutricional:

- Calorías: 80
- Carbohidratos: 5g
- Grasas: 2g
- Proteínas: 10g

18. Panes De Hamburguesa De Coco

Tiempo de preparación: 10 minutos

Tiempo de cocción: 20 minutos

Raciones: 4

Ingredientes:

- ½ taza de harina de coco
- 1 cucharada de levadura en polvo
- 2 cucharada de harina de lino
- 1 ½ tazas de queso mozzarella rallado
- 2 huevos
- ½ cucharadita de sal
- 1 cucharada de semillas de sésamo
- 2 cucharada queso crema, suavizado

Indicaciones:

1. Precaliente el horno a 380° F (193° C) Mezcle la harina de coco, el bicarbonato de sodio, la harina de lino y la sal en un bol.
2. Mezcle el queso crema y el queso mozzarella en otro bol. Caliéntelo en el microondas durante 45 segundos. Mezcle y vuelva a calentar en el microondas para que se disuelva.
3. Revuelva los huevos y luego mézclelos con los ingredientes secos más el queso en un bol hasta que se forme una masa.
4. Divida la masa en 4 trozos y póngale semillas de sésamo. Prepare la bandeja para hornear con papel absorbente y coloque los bollos. Hornee por 20 minutos. Déjelos enfriar. Sírvalos.

Valor nutricional:

- Calorías: 218
- Grasas: 13.5g
- Carbohidratos: 7.2g
- Proteínas: 17g

19. Rollos De Trébol

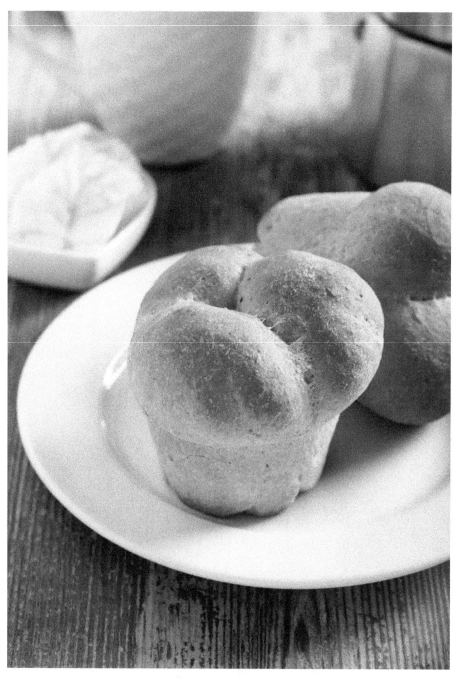

Tiempo de preparación: 10 minutos

Tiempo de cocción: 20 minutos

Raciones: 8

Ingredientes:

- 1 1/3 taza de harina de almendras
- 1 ½ cucharadita de levadura en polvo
- 2 huevos
- ¼ taza queso parmesano rallado
- 2 oz (≈ 56 g) queso crema
- 1 ½ taza de queso mozzarella rallado

Indicaciones:

1. Precaliente el horno a 350° F (176° C). Revuelva la harina de almendras más la levadura en polvo en un bol.

2. Mezcle la mozzarella más el queso crema en otro bol, luego caliéntelo en el microondas durante un minuto. Mezcle y luego poner los huevos mientras se mezcla.

3. Mezcle el huevo-queso más los ingredientes secos en el bol. Amase la masa hasta formar una bola.

4. Ponga la bola de masa en el papel absorbente y luego divídala en 4 trozos de masa. Córtela en 6 trozos más pequeños, luego forme bolas y cúbralas con el queso parmesano.

5. Engrase el molde para panecillos y ponga tres bolas por taza en él. Hornee en 20 minutos a 350° F (176° C). Sirva.

Valor nutricional:

- Calorías: 283
- Grasas: 21g
- Carbohidratos: 4g
- Proteínas: 16g

20. Bagels De Mozzarella

Tiempo de preparación: 10 minutos

Tiempo de cocción: 15 minutos

Raciones: 6 bagels

Ingredientes:

- 2/3 taza de harina de almendra
- 1 cucharada de levadura en polvo
- ¾ taza de queso mozzarella rallado
- 1 huevo
- 1 cucharada de queso crema

Indicaciones:

1. Mezcle los ingredientes secos en un bol. Caliente en el microondas el queso crema más la mozzarella por un minuto, y luego mezcle.
2. Vuelva a calentar en el microondas durante 30 segundos. Póngalo en el bol de los ingredientes secos. Forme una masa con ella.
3. Divida la masa en seis porciones. Forme 6 rollos de masa y luego de la forma de un bagels.
4. Prepare una bandeja de horno con papel para hornear y coloque los bagels. Hornee durante 15 minutos a 425° F (218° C). Sirva.

Valor nutricional:

- Calorías: 203
- Grasas: 16.8g
- Carbohidratos: 4g
- Proteínas: 11g

21. Bagels De Coco Keto

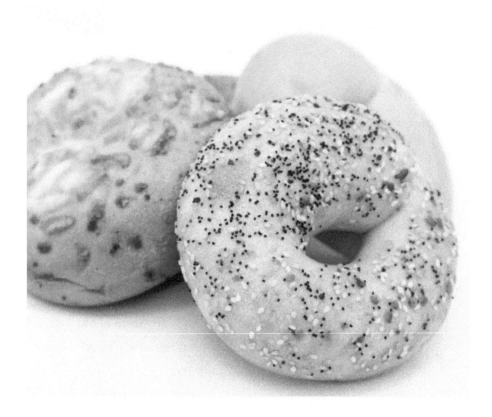

Tiempo de preparación: 5 minutos

Tiempo de cocción: 15 minutos

Raciones: 6 bagels

Ingredientes:

- ½ taza de harina de coco
- 2 cucharada de levadura en polvo
- 2 huevos, batidos

- 1 ½ tazas queso mozzarella rallado
- 2 cucharada de mantequilla diluida
- 2 oz (≈ 56 g) de queso crema

Indicaciones:

1. Precaliente el horno a 400° F (204° C). En un bol limpio, mezcle la harina de coco más la levadura en polvo.

2. Caliente en el microondas el queso mozzarella más el queso crema en un minuto, sáquelo y mézclelo. Vuelva a calentar en el microondas durante un minuto.

3. Ponga el queso, los huevos y la mantequilla en el bol de la harina. Forme una masa con ella, luego divida su masa en seis pedazos, y haga cada pedazo en forma de bagel.

4. Prepare el molde para hornear usando un papel para hornear. Coloque los bagels en él, y luego hornee durante 15 minutos a 400° F (204° C). Sirva.

Valor nutricional:

- Calorías: 234
- Grasas: 16g
- Carbohidratos: 7g
- Proteínas: 14g

22. Galletas De Mantequilla De Maní

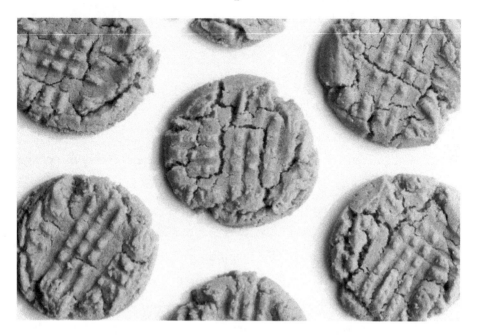

Tiempo de preparación: 10 minutos

Tiempo de cocción: 15 minutos

Raciones: 15 cookies

Ingredientes:

- 1 huevo
- 1 taza de mantequilla de maní, sin azúcar
- ½ taza de eritritol, granulado

Indicaciones:

1. Caliente el horno a 350° F (176° C). Licúe el eritritol con su licuadora por unos segundos. Mézclelo con la mantequilla de maní y el huevo en un bol.

2. Forme bolas de masa de una pulgada y luego ponga cada una en su papel para hornear. Presione con un tenedor y hornee durante 15 minutos. Sirva.

Valor nutricional:

- Calorías: 105
- Grasas: 9g
- Proteínas: 4g
- Carbohidratos: 2g

23. Galletas De Brownie Keto

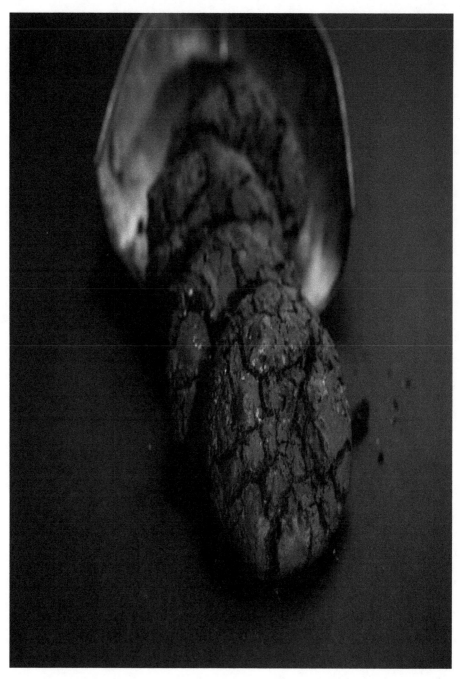

Tiempo de preparación: 5 minutos

Tiempo de cocción: 10 minutos

Raciones: 14 cookies

Ingredientes:

- ¼ taza de cacao en polvo
- 1 taza de mantequilla de almendras
- 3 cucharada de leche de almendras (opcional)
- ¼ taza de chispas de chocolate
- 1 huevo
- ½ taza de eritritol en grano

Indicaciones:

1. Precaliente el horno a 350° F (176° C). Revuelva el cacao en polvo, la mantequilla de almendra edulcorante y el huevo en su bol. Ponga la leche de almendras si su masa es desmenuzable.
2. Mezcle las chispas de chocolate en ella. Prepare una bandeja para hornear con papel absorbente. Ponga las bolas de masa en ella y presione ligeramente. Hornee en 10 minutos. Sirva.

Valor nutricional:

- Calorías: 141
- Grasas: 12.1g
- Carbohidratos: 2.9g
- Proteínas: 5.5g

24. Pan Francés

Tiempo de preparación: 15 minutos

Tiempo de cocción: 40 minutos

Raciones: 5

Ingredientes:

- 2 cucharadita de levadura en polvo
- ¼ taza de harina de almendras
- ½ taza de mantequilla disuelta
- 6 huevos
- ¾ taza de queso crema
- 1/5 cucharadita cardamomo molido
- 2 cucharada de cáscara de psilio en polvo
- 2 cucharada de harina de coco
- 1/5 cucharadita de comino molido
- 2 cucharada de semillas de sésamo (opcional)

Indicaciones:

1. Mezclar en un bol el huevo, el queso crema y la mantequilla, y a continuación mezclar el resto de los ingredientes. Reservar en 10 minutos.
2. Caliente el horno a 425° F (218° C). Forme cinco piezas de baguettes con la masa y luego corte una diagonal sobre ella.
3. Prepare la bandeja de horno con papel de horno y coloque las baguettes en ella. Poner las semillas de sésamo por encima.
4. Hornee durante 10 minutos y luego ajuste la temperatura a 350° F (176° C). Hornee de nuevo durante 30 minutos. Retire y deje que se enfríe.

Valor nutricional:

- Calorías: 100
- Carbohidratos: 27g
- Grasas: 1g
- Proteínas: 5g

25. Pizza Keto De Corteza De Queso Con Harina

Tiempo de preparación: 10 minutos

Tiempo de cocción: 25 minutos

Raciones: 4 rebanadas

Ingredientes:

- ½ taza de queso mozzarella
- 3 huevos, batidos

Cubierta de la pizza (según sea necesario):

- Pollo cocido y cortado en cubos, según sea necesario
- Salsa de tomate, según sea necesario
- Pesto, según sea necesario
- Cebolla roja, según sea necesario
- Mozzarella rallada, según sea necesario

Indicaciones:

1. Caliente el horno a 400° F (204° C) y prepare una bandeja para hornear con papel de aluminio. Mezcle los huevos más el queso mozzarella en un bol.
2. Ponga la masa en una bandeja de hornear. Hornee durante 10-15 minutos y luego retire la corteza de la pizza. Ponga los ingredientes de la pizza en la parte superior, luego hornee dentro de 10 minutos, y luego sirva.

Valor nutricional:

- Calorías: 105
- Grasas: 90g
- Carbohidratos: 5g
- Proteínas: 53g

26. Muffins De Tarta De Café

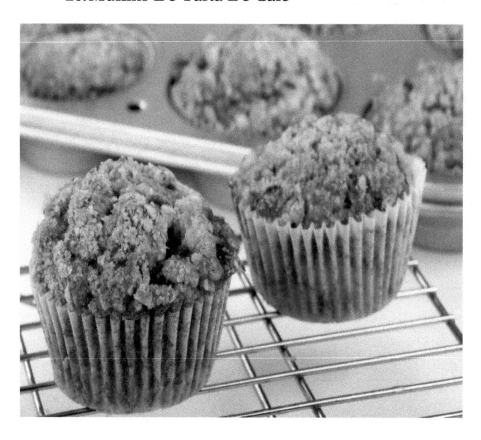

Tiempo de preparación: 10 minutos

Tiempo de cocción: 20 minutos

Raciones: 12

Ingredientes:

- 1 taza de harina de almendras
- ½ taza de harina de coco
- 1 cucharadita de levadura en polvo

- 2 cucharada de mantequilla blanda
- 1/8 taza de queso crema ablandado
- Huevos, según sea necesario
- ¼ cucharadita de sal
- 1/3 taza de Swerve
- 2 cucharadita de vainilla
- ½ taza de leche de almendras, sin endulzar

Cubierta:

- 1 cucharadita de canela
- 2 cucharada de harina de coco
- ¼ taza de Swerve
- ¼ taza de mantequilla ablandada
- 1 taza de harina de almendras

Indicaciones:

1. Caliente el horno a 350° F (176° C). Prepare un molde para muffins usando forros de papel. Mezcla el queso crema, la vainilla y los huevos en un procesador de alimentos.
2. Ponga los ingredientes secos en un bol grande y mézclelos bien. Mezcle los ingredientes secos y húmedos y bátalos.
3. Mezcle todos los ingredientes de la cobertura en otro bol. Hornee entre 20 y 25 minutos y luego sirva.

Valor nutricional:

- Calorías: 222
- Grasas: 18g
- Proteínas: 7g
- Carbohidratos: 9g

27. Muffins De Huevo

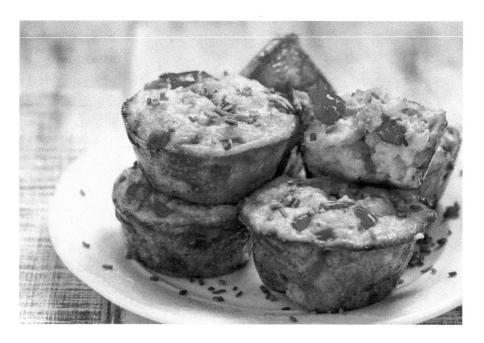

Tiempo de preparación: 10 minutos

Tiempo de cocción: 20 minutos

Raciones: 12 muffins

Ingredientes:

- 2/3 taza de chorizo, secado al aire
- 12 huevos
- ¾ taza de queso rallado
- 2 cebolletas picadas
- 2 cucharada de pesto rojo/verde
- Sal, según sea necesario
- Pimienta, según sea necesario

Indicaciones:

1. Caliente el horno a 350° F (176° C) y luego prepare el molde para muffins dentro de forros de papel. Revuelva los huevos en un bol y luego ponga el condimento, el pesto y el queso para mezclar.
2. Ponga las cebolletas y el chorizo y luego colóquelos en los moldes para muffins. Ponga la masa en sus moldes para muffins alrededor de ¾ de ella. Hornee por 15-20 minutos. Sirva.

Valor nutricional:

- Calorías: 207
- Carbohidratos: 7g
- Grasas: 11g
- Proteínas: 20g

28. Galletas Al Estilo Sureño

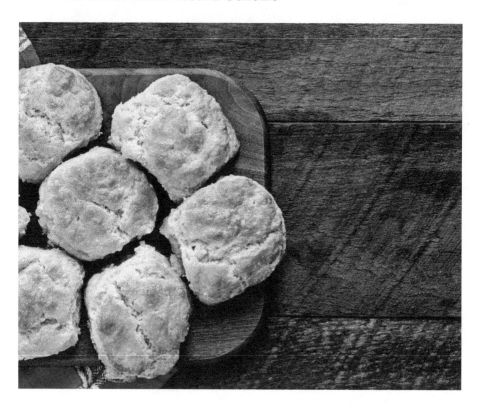

Tiempo de preparación: 10 minutos

Tiempo de cocción: 10 minutos

Raciones: 6

Ingredientes:

- ¾ taza de harina de almendra, tamizada
- ¼ taza de harina de coco, tamizada
- 2 oz (≈ 56 g) de leche de almendras
- 3 cucharada de mantequilla, separada

- 1 cucharadita de levadura en polvo sin gluten
- ¼ cucharadita de sal
- 5 claras de huevos grandes

Indicaciones:

1. Caliente una estufa a 400° F (204° C). Prepare una bandeja para hornear forrándola con un papel absorbente y luego póngala a un lado.
2. Mezcle en un bol la harina de almendras, la levadura en polvo, la harina de coco, dos cucharadas de mantequilla, la leche de almendras y la sal.
3. Revuelva los huevos durante 3 minutos con la batidora. Mézclelos con la masa y resérvelos por 5 minutos.
4. Disuelva el resto de la mantequilla en una olla. Deje reposar la masa durante 5 minutos. Ponga la masa en su bandeja de hornear con un centímetro de separación.
5. Ponga la mantequilla disuelta por encima y cocine por 10 minutos. ¡Disfruta mientras está caliente!

Valor nutricional:

- Calorías: 110
- Carbohidratos: 22g
- Grasas: 10g
- Proteínas: 4g

29. Galletas De Cheddar Picante

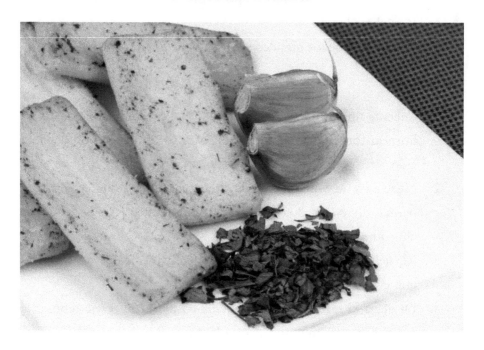

Tiempo de preparación: 10 minutos

Tiempo de cocción: 18 minutos

Raciones: 8

Ingredientes:

- 2 taza de harina de almendra
- 2 cucharadita de levadura en polvo sin gluten
- 1 huevo grande
- ¼ taza de jalapeño sin semillas y picado
- 1/3 taza de queso cheddar rallado
- 3 cucharadita de condimento de perejil
- 1/8 taza de crema de leche

- 4 cucharada de mantequilla, sin escaldar y cortada en cubos
- 1/8 cucharadita de pimienta negra
- ¼ cucharadita de sal

Indicaciones:

1. Caliente la estufa a 350° F (176° C). Coloque su bandeja para hornear forrándola con papel absorbente, póngala a un lado. Mezcle en un bol la harina de almendra, la levadura en polvo, la mantequilla en cubos, la pimienta más la sal.

2. Mezcle el huevo más la crema de leche en la masa. Mezcle en la masa el jalapeño, el perejil más el queso cheddar.

3. Divida en 6 porciones y cree montículos con cada una de ellas. Ponga la masa en la bandeja para hornear dejando 2 pulgadas entre ellas. Caliéntelo durante 18 minutos y sírvalo.

Valor nutricional:

- Calorías: 111
- Carbohidratos: 12g
- Grasas: 5g
- Proteínas: 6g

30. Muffins De Limón Y Semillas De Amapola

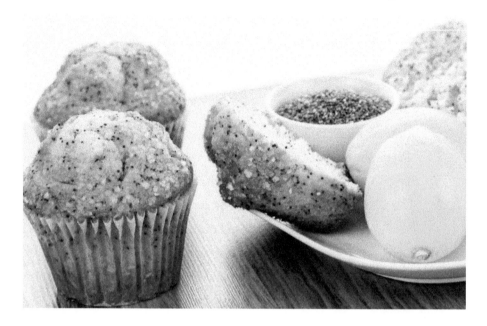

Tiempo de preparación: 10 minutos

Tiempo de cocción: 20 minutos

Raciones: 12 muffins

Ingredientes:

- ¼ taza de harina de linaza dorada
- ¾ taza de harina de almendras
- 1/3 taza de edulcorante de eritritol, granulado
- 2 cucharada de semillas de amapola
- 1 cucharadita de levadura en polvo, sin gluten
- 3 huevos grandes
- ¼ taza de mantequilla salada y derretida

- 2 cucharada de ralladura de limón
- ¼ taza de nata líquida
- 25 gotas de Stevia líquida
- 1 cucharadita de extracto de vainilla, sin azúcar
- 3 cucharada de zumo de limón

Indicaciones:

1. Licue la mantequilla en una olla y apague el fuego. Prepare un molde para panecillos con una tapa para hornear. Ponga a un lado.

2. Caliente el horno a 350° F (176° C). Combine las semillas de amapola, el eritritol, la harina de linaza y la harina de almendras con un batidor hasta que se integren.

3. Mezcle la nata líquida, los huevos y la mantequilla derretida hasta que se incorporen por completo. Combine el jugo de limón, el extracto de vainilla, el líquido de Stevia, la levadura en polvo y la ralladura de limón en la mezcla y mezcle bien.

4. Divida la masa en partes iguales en el molde para muffins preparado y hornee durante 20 minutos. Coloque en la mesa y espere unos 10 minutos antes de servir.

Valor nutricional:

- Calorías: 242
- Carbohidratos: 29g
- Grasas: 12g
- Proteínas: 4g

31. Pan De Semillas De Chía

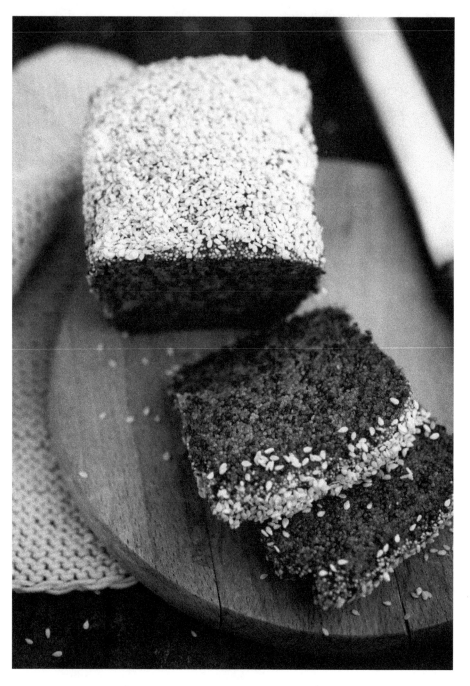

Tiempo de preparación: 15 minutos

Tiempo de cocción: 35-40 minutos

Raciones: 16

Ingredientes:

- ½ cucharadita goma xantana
- ½ taza de mantequilla
- 2 cucharada de aceite de coco
- 1 cucharada de levadura en polvo
- 3 cucharada semillas de sésamo
- 2 cucharada de semillas de chía
- ½ cucharadita de sal
- ¼ taza de semillas de girasol
- 2 tazas de harina de almendras
- 7 huevos

Indicaciones:

1. Caliente el horno a 350° F (176° C). Revuelva los huevos en un bol a fuego alto durante 1 o 2 minutos. Mezcle en los huevos la goma xantana, el aceite de coco más la mantequilla.
2. Mezcle el resto de los ingredientes, excepto las semillas de sésamo. Coloque la masa en un sartén con papel para hornear.
3. Cubra la mezcla con las semillas de sésamo. Hornee entre 35 y 40 minutos. Sirva.

Valor nutricional:

- Calorías: 405
- Grasas: 37g
- Carbohidratos: 4g
- Proteínas: 14g

32. Pan De Lino Keto

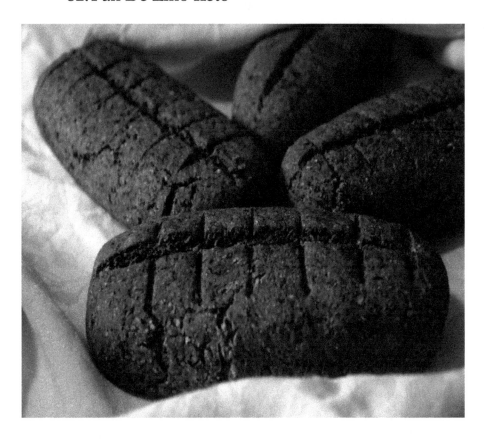

Tiempo de preparación: 10 minutos

Tiempo de cocción: 18-20 minutos

Raciones: 8

Ingredientes:

- ¾ taza de agua
- 7 oz (≈ 200 g) de semillas de lino molidas
- ½ taza de cáscara de psilio en polvo

- 1 cucharada de levadura en polvo
- 7 huevos blancos grandes
- 3 cucharada de mantequilla
- 2 cucharadita de sal
- ¼ taza de stevia granulada
- 1 huevo grande entero
- 1 ½ tazas de suero de leche

Indicaciones:

1. Caliente el horno a 350° F (176° C). Mezcle el suero de leche, cáscara de psilio, levadura en polvo, edulcorante y sal.
2. En otro bol, mezcle el agua, la mantequilla, el huevo y las claras de huevo. Añada poco a poco la mezcla de cáscara de psilio a la mezcla de huevo y combine bien.
3. Engrase ligeramente un molde para pan con mantequilla y verter la masa. Hornee en 18 a 20 minutos.

Valor nutricional:

- Calorías: 265.5
- Grasas: 15.68g
- Carbohidratos: 1.88g
- Proteínas:24.34g

33. Panecillos De Manzana Con Harina De Almendra

Tiempo de preparación: 10 minutos

Tiempo de cocción: 30 minutos

Raciones: 6

Ingredientes:

- 1 taza de agua hirviendo o según sea necesario
- 2 tazas de harina de almendra
- 4 cucharada de cáscara de psilio en polvo
- ½ taza de linaza molida
- 1 cucharada levadura en polvo
- 2 cucharada aceite de oliva
- 2 huevos
- 1 cucharada de vinagre de sidra de manzana
- ½ cucharadita de sal

Indicaciones:

1. Precaliente el horno a 350° F (176° C). Mezcle en un bol la harina de almendras, la harina de linaza, la cáscara de psilio en polvo, la levadura en polvo y la sal.
2. Ponga el aceite de oliva más los huevos y luego mezcle hasta que la mezcla parezca pan rallado, luego mezcle el vinagre de sidra de manzana.
3. Ponga el agua hirviendo en la masa y luego mezclar. Deje reposar durante media hora para que se endurezca. Forre la bandeja de horno con papel absorbente.

4. Forme una bola con la masa. Ponga las bolas de masa en la bandeja de horno y hornéelas durante 30 minutos, luego sírvalas.

Valor nutricional:

- Calorías: 301
- Grasas: 24.1g
- Carbohidratos: 5g
- Proteínas: 11g

34. Sandwich De Pan Plano

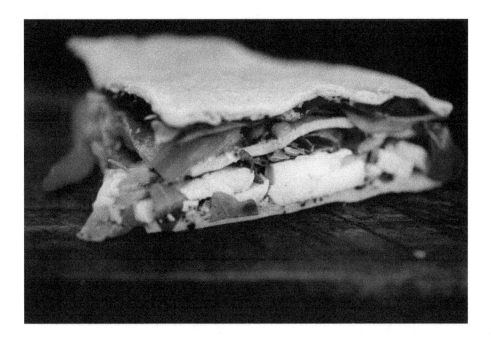

Tiempo de preparación: 10 minutos

Tiempo de cocción: 20 minutos

Raciones: 10

Ingredientes:

- 3 ¼ tazas de harina de almendras
- 6 cucharada de harina de coco
- ¼ taza de agua
- ¼ taza de aceite
- 4 huevos
- ½ cucharadita de sal
- 2 cucharadita de levadura en polvo

- 1/3 taza proteínas de suero en polvo sin saber
- ½ cucharadita de ajo en polvo

Indicaciones:

1. Caliente el horno a 325° F (162° C). Mezcle los ingredientes secos en un bol grande. Revuelva los huevos, el aceite y el agua hasta que se combinen bien.
2. Ponga un pedazo de papel absorbente grande en la bandeja de hornear rectangular. Ponga otro papel absorbente encima.
3. Enrolle en un rectángulo grande de ½ pulgada a ¾ de pulgada de grosor. Transfiera a la bandeja para hornear y deseche el papel absorbente en la parte superior.
4. Hornee durante 20 minutos. Deje enfriar y corte en 10 porciones. Corte cuidadosamente cada parte en dos mitades por el centro del pan. Rellene con los sándwiches. Sirva.

Valor nutricional:

- Calorías: 316
- Grasas: 6.8g
- Carbohidratos: 11g
- Proteínas: 25.9g

35. Pan De Maíz De Avena Keto

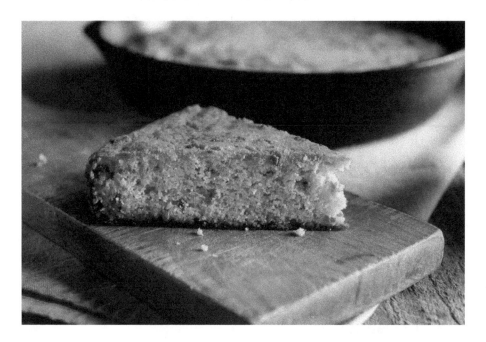

Tiempo de preparación: 12 minutos

Tiempo de cocción: 20 minutos

Raciones: 6

Ingredientes:

- ¼ cucharadita de extracto de maíz
- 4 huevos
- ¼ taza de agua
- 1/3 taza de grasa de tocino derretida o aceite de coco
- 4 oz (≈ 113 g) de mantequilla derretida
- ¼ cucharadita de sal
- 1 ½ cucharadita de levadura en polvo

- 1/3 taza de proteína de suero aislado, sin sabor
- ½ taza de fibra de avena
- ¼ taza de harina de coco

Indicaciones:

1. Precaliente el horno a 350° F (176° C). Engrase un sartén de hierro fundido de 10 pulgadas y luego póngalo a precalentar en el horno.
2. Mezcle todos los ingredientes secos en un bol. Agregue los huevos, el agua, la mantequilla derretida, más la grasa del tocino, luego revuelva y ponga el extracto de maíz.
3. Transfiera la mezcla al sartén calentado. Hornee a 350° F (176° C) durante unos 18 a 20 minutos. Sirva.

Valor nutricional:

- Calorías: 240
- Grasas: 23g
- Carbohidratos: 1g
- Proteínas: 7g

36. Palillos De Pan

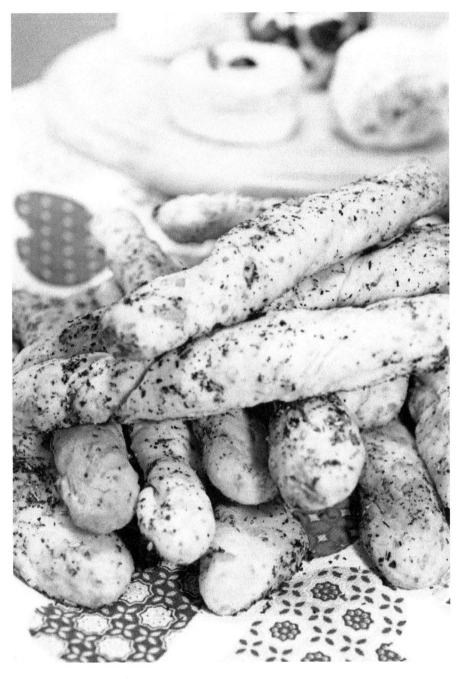

Tiempo de preparación: 8 minutos

Tiempo de cocción: 10-20 minutos

Raciones: 10

Ingredientes:

- 2 huevos
- ½ cucharadita de orégano
- ½ cucharadita de perejil
- ½ cucharadita de albahaca
- ½ cucharadita de ajo en polvo
- ½ cucharadita de cebolla en polvo
- 1 ½ cucharada de aceite de oliva
- 2 ½ cucharada de harina de coco
- 2 tazas de harina de almendras

Cubierta:

- ¼ cucharadita de sal
- ½ cucharadita deajo en polvo
- 2 cucharadita de parmesano rallado
- 1 cucharada de aceite de oliva

Indicaciones:

1. Caliente el horno a 350° F (176° C) y luego prepare una bandeja para hornear usando un papel absorbente. En un bol, revuelva la harina de almendras, el aceite de oliva y los condimentos.
2. Revuelva los huevos en otro bol y mézclelos con la harina de almendras. Añada a la mezcla 1 cucharada de harina de coco a la vez que revuelve para combinar.

3. Deje reposar la masa de 1 a 2 minutos después de cada cucharada y luego ponga la harina de coco.
4. Forme una bola con la masa, de unas 2 cucharadas, y extienda en forma de bastones de 1,5 pulgadas de ancho. Hornee durante 10 minutos. Mientras tanto, mezcle la sal, el parmesano y el ajo.
5. Una vez horneados, pincelar cuidadosamente la parte superior de los palillos de pan con aceite, y luego espolvorear con la mezcla de ajo y parmesano. Hornee durante 5 minutos más. Sirva.

Valor nutricional:

- Calorías: 169
- Grasas: 15.15g
- Carbohidratos: 6.14g
- Proteínas: 6.65g

37. Pretzels Bajos En Carbohidratos

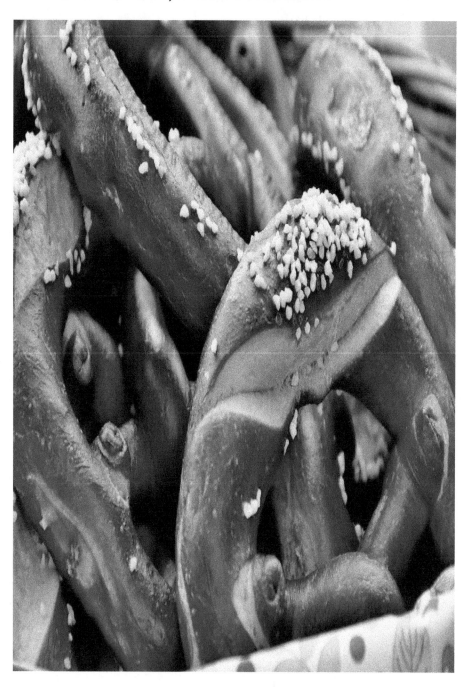

Tiempo de preparación: 8 minutos

Tiempo de cocción: 15 minutos

Raciones: 12

Ingredientes:

- 1 ½ tazas harina de almendras
- 1 cucharada de sal para pretzels
- 2 cucharadita de levadura seca
- 2 cucharada de mantequilla disuelta
- 2 huevos
- 2 cucharadita de goma xantana
- 2 cucharada de agua caliente
- 4 cucharada de queso crema
- 3 tazas de queso mozzarella rallado

Indicaciones:

1. Precaliente el horno a 390° F (198° C). Disuelva el queso mozzarella más el queso crema en el microondas. Combine el agua caliente con la levadura y deje reposar por 2 minutos y para que se active.
2. Mezcle la harina de almendra más la goma xantana con una batidora de mano. Añada la mezcla de levadura, 1 cucharada de mantequilla derretida y los huevos y luego combine bien.
3. Añada el queso fundido y amase la masa, de 5 a 10 minutos o hasta que esté bien combinada.
4. Divida en 12 bolas mientras la masa está todavía caliente, luego enrollar en un tronco largo y delgado y luego torcer para darle una forma de pretzel.

5. Pasarlas a una bandeja de horno forrada, dejando un pequeño espacio entre ellas. Pincelar la mantequilla restante sobre los pretzels y espolvoree con la sal. Hornee durante 12-15 minutos y sirva.

Valor nutricional:

- Calorías: 217
- Grasas: 18g
- Carbohidratos: 3g
- Proteínas: 11g

38. Galletas De Vainilla

Tiempo de preparación: 10 minutos

Tiempo de cocción: 20 minutos

Raciones: 6

Ingredientes:

- 1 huevo
- ½ taza de mantequilla sin sal, ablandada
- 1 cucharadita extracto de vainilla
- 1 pizca de sal
- 1/3 taza de eritritol
- 2 tazas de harina de almendras

Indicaciones:

1. Precaliente el horno a 300° F (148° C). Mezcle en un bol el eritritol, la harina de almendras, la sal y el extracto de vainilla. Vierta la mantequilla y mezcle con la unidad de harina de almendras bien combinada. Añada el huevo y mezclar bien.
2. Hacer una bola con una cucharada de la masa. Colocarlas en una bandeja de horno forrada con espacios entre ellas. Presiónelas. Hornee entre 12 y 25 minutos. Deje enfriar y sirva.

Valor nutricional:

- Calorías: 131
- Carbohidratos: 2g
- Grasas: 12g
- Proteínas: 3g

39. Tortillas Para Tacos Bajas En Carbohidratos

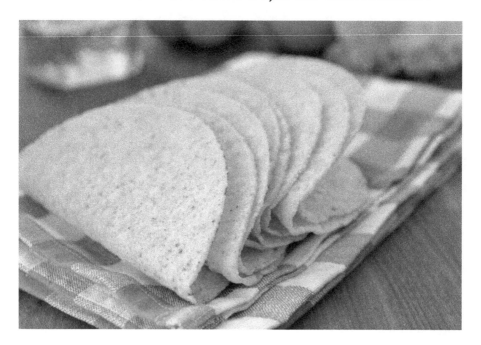

Tiempo de preparación: 8 minutos

Tiempo de cocción: 10-15 minutos

Raciones: 4

Ingredientes:

- ½ cucharadita de comino molido
- 1 taza de queso rallado

Indicaciones:

1. Caliente el horno a 400° F (204° C). Prepare una bandeja para hornear con un papel absorbente. Mezcle el comino y el queso.

Deje caer de 6 a 8 montones del queso en la bandeja preparada. Mantenga suficiente espacio entre ellos.

2. Hornee entre 10 y 15 minutos. Tenga cuidado de no quemar el queso. Deje que se enfríe durante medio minuto. Colocar una rejilla en el lavaplatos y acomodar suavemente las tortillas de queso sobre la rejilla.

3. Antes de que el queso se enfríe por completo, deje que los bordes de cada tortilla caigan entre las barras de la rejilla para darle forma de taco.

Valor nutricional:

- Calorías: 202
- Grasas: 16g
- Carbohidratos: 1g
- Proteínas: 13g

40. Galletas De Queso De Cabra

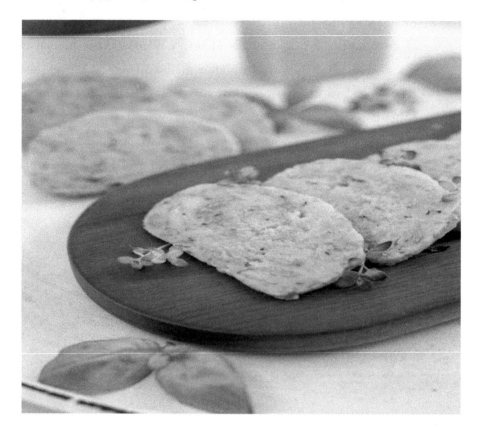

Tiempo de preparación: 5 minutos

Tiempo de cocción: 20 minutos

Raciones: 12

Ingredientes:

- ½ taza de harina de coco
- 4 cucharada de mantequilla
- 6 oz (≈ 170 g) de queso de cabra

- 1 cucharadita de levadura en polvo
- 2 cucharada romero fresco

Indicaciones:

1. Licue todos los ingredientes en una licuadora, luego extienda la masa con un rodillo hasta que tenga un grosor de ¼ a ½ pulgada y corte las galletas con un cuchillo o cortador de galletas.
2. Prepare una bandeja para hornear con papel absorbente y coloque las galletas en ella. Hornee a 380° F (193° C) por 15-20 minutos.

Valor nutricional:

- Calorías: 99
- Grasas: 8g
- Carbohidratos: 2g
- Proteínas: 4g

41. Panecillos Con Requesón

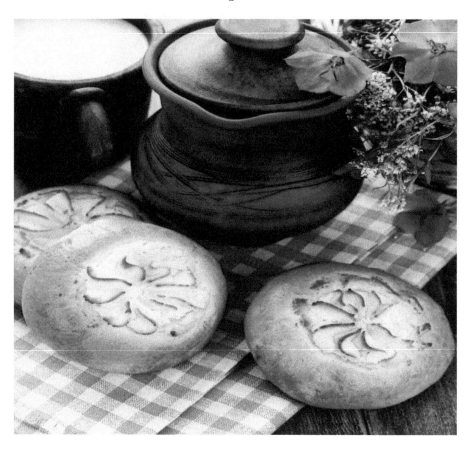

Tiempo de preparación: 7 minutos

Tiempo de cocción: 15 minutos

Raciones: 6

Ingredientes:

- 2 huevos
- 3 oz (≈ 85 g) de harina de almendras

- 1 oz (≈ 28 g) de eritritol
- 1/8 cucharadita de stevia
- Canela y extracto de vainilla, según sea necesario

Relleno:

- 5 ½ oz(≈ 70 g) queso cottage
- 1 huevo
- Canela y extracto de vainilla, según sea necesario

Indicaciones:

1. Prepare el relleno mezclando los ingredientes en un bol. Combine los huevos con la harina de almendras, luego mezcla con el eritritol, la stevia y los sabores al gusto.
2. Con una cuchara, vierta 1 cucharada de masa en tazas de silicona. Ponga 1 cucharadita de relleno encima, y hornee a 365° F (185° C) durante 15 minutos. Sirva.

Valor nutricional:

- Calorías: 77
- Grasas: 5.2g
- Carbohidratos: 6.7g
- Proteínas: 5.8g

42. Pizza Frittata

Tiempo de preparación: 10 minutos

Tiempo de cocción: 30 minutos

Raciones: 8

Ingredientes:

- 12 huevos
- Bolsa de 9 oz (≈ 255 g) de espinacas congeladas
- 1 oz (≈ 28 g) de pepperoni
- 5 oz (≈ 141 g) de queso mozzarella
- 1 cucharadita de ajo picado
- ½ taza de queso ricotta
- ½ taza de queso parmesano
- Pimienta, según sea necesario
- Sal, según sea necesario
- 4 cucharada de aceite de oliva
- ¼ cucharadita de nuez moscada

Indicaciones:

1. Caliente las espinacas en el microondas en modo de descongelación. Precaliente el horno a 375° F (190° C). Combine las espinacas, el parmesano, la ricotta y los demás ingredientes además de la mozzarella y el pepperoni.
2. Ponga esta masa en una bandeja para hornear, luego ponga la mozzarella encima. Añada el pepperoni. Hornee durante media hora, hasta que cuaje.

Valor nutricional:

- Calorías: 298
- Grasas: 23.8g
- Carbohidratos: 2.1g
- Proteínas: 19.4g

43. Pan Plano Iraní

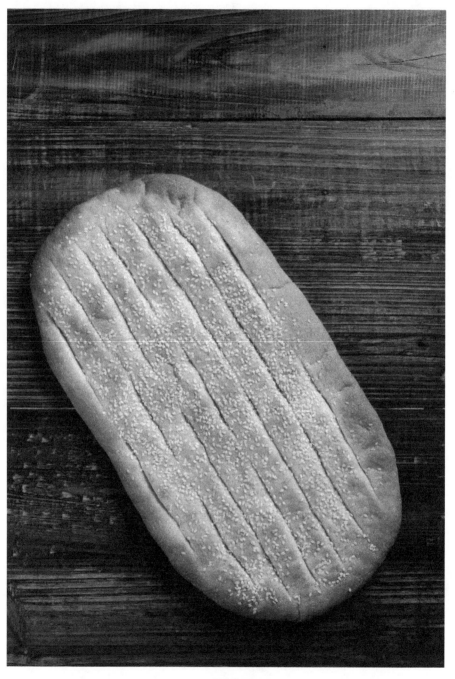

Tiempo de preparación: 3 horas y 15 minutos

Tiempo de cocción: 6 minutos

Raciones: 6

Ingredientes:

- 4 tazas de harina de almendras
- 12 cucharadita semillas de sésamo
- 1 cucharada levadura instantánea
- 2 ½ tazas de agua caliente
- Sal al gusto

Indicaciones:

1. En un bol, agregue 1 cucharada de levadura a ½ taza de agua tibia. Deje reposar durante 5 minutos para que se active. Añada la sal y 1 taza de agua. Deje reposar 10 minutos más.
2. Añada la harina 1 taza a la vez, y luego ponga el resto del agua. Amase la masa hasta formar una bola, y dejarla reposar 3 horas, tapada.
3. Precaliente el horno a 480° F (248° C). Con un rodillo, extienda la masa y divídala en 6 bolas. Forme cada bola en rondas de ½ pulgada de espesor.
4. Prepare una bandeja para hornear usando un papel absorbente y luego ponga las bolas enrolladas en ella. Con un dedo, haga un pequeño agujero en el centro y añada 2 cucharaditas de semillas de sésamo en cada agujero.
5. Hornee por 3 o 4 minutos, dándole la vuelta para que se cocine de forma uniforme. Hornee por 2 minutos más. Sirva.

Valor nutricional:

- Calorías: 26
- Grasas: 1g
- Carbohidratos: 3.5g
- Proteínas: 1g

44. Rollos De Queso Crema

Tiempo de preparación: 20 minutos

Tiempo de cocción: 40 minutos

Raciones: 9

Ingredientes:

- ¼ cucharadita de crema tártara
- ¼ cucharadita de sal
- 3 huevos, con la yema y la clara separadas
- 1/8 taza de queso crema, enfriado y cortado en cubos

Indicaciones:

1. Caliente el horno a 300° F (148° C). Prepare un molde para hornear usando un papel absorbente. Engrase con spray de cocina.
2. Mezcle las claras de huevo más la tártara. Mezcle el queso crema, la sal, más las yemas en otro bol.
3. Mezcle las claras de huevo más la tártara. Mezcle el queso crema, la sal, más las yemas en otro bol.
4. Ponga la masa en el molde y aplástela con una espátula. Hornee entre 30 y 40 minutos. Sirva.

Valor nutricional:

- Calorías: 91.3
- Grasas: 8g
- Carbohidratos: 1g
- Proteínas: 4.2g

45. Bagels De Cebolla

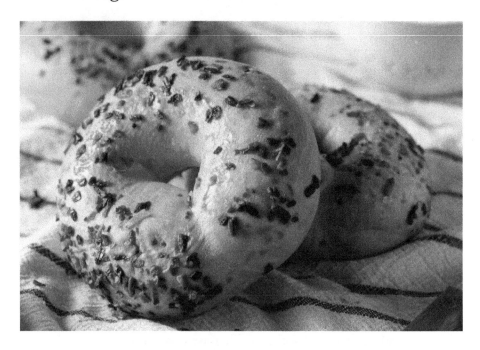

Tiempo de preparación: 20 minutos

Tiempo de cocción: 30 minutos

Raciones: 8

Ingredientes:

- 2 cucharada de harina de coco
- ½ cucharadita de levadura en polvo
- 3 cucharada de harina de linaza
- 1 cucharadita de cebolla picada seca
- 4 huevos, yema y claras separadas

Indicaciones:

1. Precaliente el horno a 325° F (162° C).

2. Engrasar un molde para donas con aceite en aerosol. Tamizar la harina de linaza, la harina de coco, la cebolla picada y la levadura en polvo.

3. Revuelva la clara de huevo en un bol y luego mezcle las yemas con la masa seca. Deje que la masa espese en 5-10 minutos.

4. Vierta en los moldes y espolvorea con una porción de cebolla seca al gusto. Hornee por 30 minutos. Deje enfriar y sirva.

Valor nutricional:

- Calorías: 78
- Grasas: 5g
- Carbohidratos: 1g
- Proteínas: 5g

Conclusión

Esperamos que hayan disfrutado desde la primera página hasta el final de el pan Keto, a estas alturas probablemente le apetece tanto que está listo para hornear un poco de pan ahora mismo- Algunos de ustedes, probablemente muchos de ustedes, ni siquiera podían esperar para hacer cualquiera de ellos y fueron directamente a la tienda a comprar los ingredientes que necesitarían para cualquiera de las 45 recetas.

Sea cual sea el caso, nos alegramos de que lo hayan disfrutado lo suficiente como para llegar hasta el final. Es un gran libro de cocina lleno de recetas que suenan muy bien y de grandes consejos para todos los cocineros en formación, independientemente de que estén en la cocina o en el campo. Hay mucha gente que, como nosotros, quería perder algo de peso después de haber comido demasiados alimentos ricos y azucarados. Y, si has llegado hasta aquí con nosotros, sabemos que desean ponerse en la mejor condición de partida para asegurarse de mantener el peso de forma permanente.

Así que vamos a darte algunos consejos ahora mismo: Es el mejor consejo que tenemos, y viene de vivir el estilo de vida Keto durante mucho tiempo y de consultar a nuestros expertos. La pérdida de peso Keto sólo funciona cuando se hace de la manera correcta en el período correcto. Y la forma más fácil de saber cuál es la mejor manera de hacerlo es saber exactamente qué debes comer y en cuántas cantidades y de cuántas formas diferentes cada día.

Tu dieta debe ser la estrella de tu programa de pérdida de peso, no la idea de lo que planeas someterte o cuántos días vas a hacerlo. Por eso debes tener siempre a mano una gran guía como esta para poder seguir el camino, así como una gran App que sirva para contar las cantidades de Carbohidratos: y seguir el camino correcto.

Uno de los mejores planes de dieta que hemos probado es Keto y nos ha hecho maravillas. Lo bueno de Keto es que se puede hacer durante tantos días como se desee, aunque lo mejor es hacerla durante un mes aproximadamente. No es necesario prepararse todos los días, así se evita el cansancio del ciclo. Comer sin Carbohidratos: es una excelente manera si desea perder peso. Y tiene que ser en Keto. Cortar los Carbohidratos: y los azúcares tiene un montón de beneficios en cuanto a los ataques de hambre, así como el mayor beneficio de todos: no hay antojos. Si tienes grandes antojos, considere cambiar lo que se come para ayudar a eliminarlos por completo.

Con este libro de cocina de Pan Keto, ha encontrado su mejor libro de cocina Keto. Y lo va a usar mucho. Es un gran libro de recetas y se ve absolutamente maravilloso cuando lo sirve con orgullo a los invitados en un hermoso plato. Pero es muy recomendable que encuentren una receta que se adapte a sus necesidades y que la hagan durante todo el año. El resultado es un pan variado para comer durante el año. Todas son grandes recetas que satisfarán a cualquiera. Este libro de cocina es para todos.

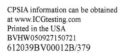

CPSIA information can be obtained
at www.ICGtesting.com
Printed in the USA
BVHW050927150721
612039BV00012B/379